AF496231

LE
TRÉSOR DE LA BOUCHE

MANIÈRE D'AVOIR DE

BONNES ET BELLES DENTS

PAR

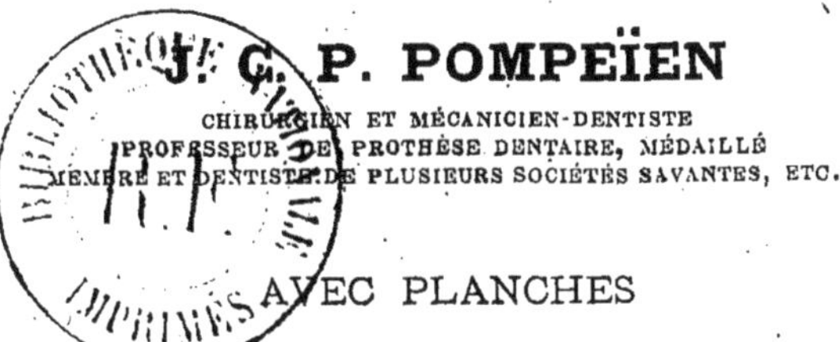

J. C. P. POMPEÏEN

CHIRURGIEN ET MÉCANICIEN-DENTISTE
PROFESSEUR DE PROTHÈSE DENTAIRE, MÉDAILLÉ
MEMBRE ET DENTISTE DE PLUSIEURS SOCIÉTÉS SAVANTES, ETC.

AVEC PLANCHES

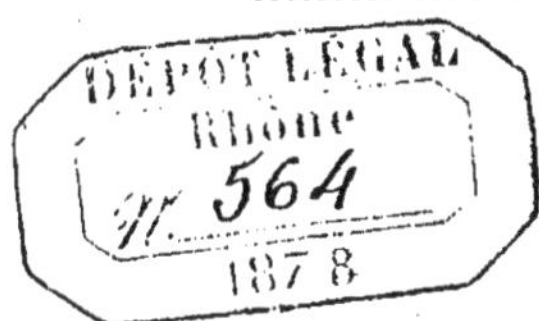

LYON
EN VENTE CHEZ TOUS LES LIBRAIRES
Et chez l'auteur, 107, cours de la Liberté (1, place du Pont)

—

DÉPOT CENTRAL CHEZ M. EVRARD, LIBRAIRE
48, rue de la République, Lyon.

—

1879

Le cadre extrêmement restreint de cet opuscule ne me permet point d'entreprendre la description complète des phénomènes morbides que subissent les dents, depuis leur formation jusqu'à leur chute.

Je dois me borner à esquisser rapidement leurs conformations, les accidents de première et seconde dentition, les moyens hygiéniques et thérapeutiques de les éviter. Une mauvaise dentition et les maux de dents ne proviennent généralement que d'une jeune dentition mal soignée et dirigée.

Tout le monde a intérêt à conserver ces petits organes précieux à la beauté d'un visage, nécessaires à la mastication et sans lesquels une bonne digestion n'est pas possible.

Ce petit livre est destiné aux pères et mères de familles, pour leur faire connaître les soins de propreté et la façon de diriger la première dentition de leurs enfants, et à tous ceux qui ont quelque souci de la conservation de leurs dents et de leur personne. J'espère qu'il sera accueilli avec bienveillance.

Votre tout dévoué serviteur,

J.-C. POMPEÏEN-PIRAUD.
107, cours de la Liberté, Lyon.

AVANT-PROPOS

La profession de dentiste est des plus difficiles et des plus délicates. Elle exige de ceux qui l'exercent, outre des aptitudes spéciales, beaucoup de sagacité, une instruction suffisante, une intelligence exercée et une discrétion à toute épreuve.

Cependant, cette profession n'est pas encore placée à sa véritable hauteur dans l'esprit d'une grande partie de nos populations. L'épithète de « dentiste » n'est plus, il est vrai, comme autrefois une sorte d'injure ; mais fort souvent encore c'est une raillerie.

Cela vient de ce que notre profession est, malheureusement, *exploitée* par un certain nombre de personnes ignorantes, dont la moralité est parfois contestée et contestable, et qui ne possèdent aucune des qualités intellectuelles, ou des connaissances spéciales que l'on est en droit d'exiger.

Un cabinet plus ou moins grand, plus ou moins ridiculement agencé, un fauteuil, quelques instruments (et quels instruments ! des instruments de supplice pour le malheureux naïf qui se hasarde dans l'antre) ; — de la verve et de l'aplomb : — voilà un dentiste improvisé ! Vienne un malade : la clef Garengot est là ; il faut arracher la dent coûte que coûte, la mâchoire dût-elle se briser ; l'instrument tient bon et la poigne est solide !... Et le patient se retire parfois estropié ; s'il est soulagé, c'est seulement du poids de quelques écus ou de quelques gros sous qui sont allés grossir l'escarcelle de l'opérateur.

Disons-le : Ce n'est qu'au prix de plusieurs années de patientes études et de pratique constante, qu'un homme intelligent peut acquérir les connaissances nécessaires à l'exercice de la profession de dentiste, et la légèreté de main indispensable pour toutes les opérations pratiquées dans la cavité buccale.

Souvent, presque toujours, la conservation ou l'altération des dents dépendent du plus ou moins d'habileté du praticien auquel on se confie. Souvent aussi des maladies graves, exerçant leur influence sur l'organisme tout entier, ont été le fait de la maladresse ou de l'ignorance de certains dentistes qui, nous le disons bien haut, déshonorent notre profession.

On ne saurait donc apporter trop de soins, trop de précautions, au choix d'un dentiste. Les opérations sont si diverses ; les soins à donner si nombreux : Il faut connaître le traitement des maladies des gencives, des maladies du palais ; savoir extraire, obturer, nettoyer les dents, remplacer les dents absentes, etc., etc.

Ces soins si divers exigent tous, ainsi que nous l'avons dit, une main exercée et des études spéciales approfondies. Nous ne saurions donc le répéter avec trop d'insistance : Avant de faire choix d'un dentiste, avant de lui remettre le soin de votre santé, assurez-vous que vous vous adressez à un praticien habile et consciencieux. Et lorsque votre choix sera fait, lorsque vous connaîtrez celui qui doit être votre confident et votre guide, rapportez-vous entièrement à ses conseils.

DES DENTS EN GÉNÉRAL

Les dents sont les principaux organes de la mastication et constituent avec les deux mâchoires, dans les alvéoles desquelles elles s'implantent, l'appareil dentaire ; les dents sont des os, les plus durs et les plus compacts du corps humain.

Une dent se compose de quatre parties distinctes (planche 1), la *pulpe*, la *dentine* ou ivoire, l'*émail*, le *cement* ou *cortical osseux*.

Les divisions anatomiques de la dent sont (planche 2): la *couronne*, le *collet* et la *racine*.

Les dents forment par leurs séries non interrompues, sur les arcades alvéolaires, deux lignes courbes paraboliques (pl. 3, fig. 2), que l'on appelle *arcades dentaires*.

Chaque espèce de dents est ordinairement uniforme et chacune d'elles offre des côtés correspondants, ce qui forme le caractère distinctif des dents de l'homme, chez lequel on en compte *vingt* dans la première dentition (pl. 3, fig. 1), dites dents de lait, ou temporaires, destinées simplement à pourvoir aux besoins de l'enfant, et sont remplacées par d'autres plus volumineuses au nombre de *trente-deux*, quand la deuxième dentition est achevée. On nomme celles-ci dents *permanentes* ou *adultes* (pl. 3, fig. 2).

On distingue les dents en *incisives*, en *canines*, en petites et grosses *molaires* (pl. 3, fig. 2), on voit, d'après leur forme respective que la nature les a destinées chacune à un usage différent.

Les *incisives*, en effet, placées en avant, servent à couper en agissant comme des lames de ciseaux, les *canines* semblent faites pour percer ou déchirer les aliments comme font les carnivores, et les *molaires* aplaties à leur couronne et munies de tubercules coniques, peuvent broyer également bien les substances animales et végétales.

Travail de la première Dentition.

Les accidents qui accompagnent (1) ordinairement la première dentition, sont très-nombreux et l'on peut dire que depuis la formation du premier rudiment de la pulpe dentaire, jusqu'à l'achèvement complet des dents de la deuxième, la nature est toujours en travail.

La dentition, cependant, n'est pas une maladie, quoiqu'elle dispose souvent à un certain nombre d'affections morbides ; mais cette partie très-remarquable de l'ossification est quelquefois critique pour l'enfant. Pendant les deux ou trois premières années ce travail est considérable, et les phénomènes morbides qui se présentent alors, sont nécessairement en proportion de la difficulté que les dents éprouvent à sortir de leurs alvéoles.

Quelquefois, en effet, la dentition est si calme et si

(1) Maury *(l'art du dentiste)*.

facile qu'on ne s'en aperçoit pas, principalement sur les enfants d'une forte constitution ; d'autres fois, au contraire, elle s'accompagne d'accidents qui peuvent faire craindre pour les jours de l'enfant.

Parmi les principales maladies qui se présentent alors, les unes appartiennent essentiellement au travail local de la dentition, tels sont : la salivation ou *ptyalisme*, le gonflement inflammatoire et douloureux des gencives, les aphthes, ou certaines inflammations de la membrane interne de la bouche ; les autres peuvent être considérées comme des affections évidemment sympathiques, tels sont : les convulsions, les vomissements, la diarrhée, plusieurs éruptions cutanées, etc.

La sortie des premières dents se manifeste ordinairement, avec un peu de chaleur aux gencives, par une salivation plus abondante, par une irritation plus douloureuse qui engage l'enfant à porter à sa bouche ses doigts et tout ce qu'il rencontre sous sa main, ses mouvements sont brusques, il manifeste de l'impatience, pleure facilement, son sommeil est agité et souvent il se réveille en sursaut en poussant des cris plaintifs et douloureux. L'endroit de la gencive qui doit livrer passage à la dent se gonfle, devient rouge, lisse, tendre et finit par blanchir lorsque la dent est près de se montrer au dehors.

La moindre pression exercée sur la gencive de l'enfant lui fait éprouver une vive douleur, mais alors la dent ne tarde pas à se montrer, et avec sa sortie disparaît toute espèce de souffrance.

Jusque là tout se passe dans l'ordre naturel, mais ces symptômes qui ne présentent ici rien d'alarmant, ne sont pas toujours aussi favorables. Quand la dentition est difficile, de nouveaux dérangements surviennent du quatrième au huitième mois et font présager les accidents qui doivent l'accompagner.

Les digestions se dépravent, l'enfant devient criard et très-irascible, sa susceptibilité nerveuse est augmentée, le lait est revomi avec facilité, il se manifeste une diarrhée séreuse, jaunâtre ou verdâtre, ou bien une constipation opiniâtre ; la salivation est plus abondante, les gencives sont d'une extrême sensibilité, très-tuméfiées, il y a engorgement des pariotides et des autres glandes salivaires, symptômes presque toujours fâcheux et qui paraissent presque toujours déterminés par le tiraillement qu'éprouvent les fibres nerveuses du périoste des gencives.

Il y a fréquemment de la fièvre, agitations, frayeurs, gémissements, délire, etc., et si l'on n'apporte un prompt secours il est rare que la mort ne survienne pas après une série de phénomènes aussi alarmants.

Au moment de la première dentition, c'est en s'écartant des règles que la nature a pris soin de nous enseigner d'une manière claire et précise sur le mode d'alimentation des nouveaux nés, que l'on provoque les accidents les plus funestes (1).

En effet, l'enfant vient au monde sans dent, le sein de la mère est abondamment pourvu de lait, l'enfant sait téter sans avoir appris ; sa nourriture *naturelle* et *exclusive* doit donc être du lait jusqu'à ce qu'il ait des dents.

Les dents n'apparaissent que graduellement et une à une ; n'est-ce pas l'indice certain qu'il ne faut accorder d'aliments plus substantiels aux nourrissons que graduellement et au fur et à mesure de la sortie de leurs dents.

Mais, chose bien remarquable et qu'il faut prendre en très-sérieuse considération, c'est que les dents n'ont pas

(1) Delabarre *(des accidents de dentition)*.

toutes la même forme, elles sont donc destinées à des usages différents, par conséquent il faut exclure du régime des enfants tous les aliments qui réclament impérieusement le concours de certaines dents pour être digérés, tant que ces dents ne sont pas encore sorties.

C'est donc en s'écartant des principes rigoureux, que des troubles funestes ne tardent pas à se manifester dans la santé des nourrissons, soit du côté des mâchoires en travail, soit du côté de l'estomac, des intestins ou du cerveau.

A chaque écart de régime on remarquera que les enfants sont immédiatement tourmentés par une démangeaison intense sur les gencives, que l'on a désignée sous le nom de *prurit de dentition*.

TRAITEMENT.

Aussitôt que l'on s'aperçoit du moindre dérangement dans la santé du nourrisson, il faut surveiller attentivement son alimentation et s'assurer qu'elle est parfaitement conforme aux indications tirées de l'état plus ou moins avancé de sa dentition.

Pour peu que l'on se soit éloigné de la règle indiquée, il faut se hâter d'y revenir. Ce n'est pas l'âge de l'enfant qu'il faut consulter pour le choix des aliments, c'est le nombre et la forme des dents sorties.

On combattra le *prurit de dentition* qui se développe toujours sous l'influence des écarts de régime, en frictionnant les gencives matin et soir, et plus souvent s'il est nécessaire, à l'aide du doigt ou d'un morceau de racine de guimauve, avec un mucilage de guimauve, de figues grasses cuites dans le lait et adouci avec du miel, ou un sirop quelconque, ou bien avec le sirop de dentition de Delabarre ou de Pompéïen, afin de calmer au plus vite cette pernicieuse démangeaison.

Dans le cas, où par suite d'une négligence coupable, le prurit de dentition prolongé aurait réagi sur un organe essentiel, tel que l'estomac, les intestins ou le cerveau, de façon à en altérer les fonctions, il faudrait adjoindre à ces moyens un traitement médical approprié à la nature de l'affection constatée.

Le tableau suivant indique l'ordre d'émission des vingt dents temporaires dites *dents de lait* :

de 4 à 6 mois	2 incisives centrales	à la mâchoire	inférieure.
» 6 » 8 »	2 » »	»	supérieure.
» 8 » 10 »	2 latérales	»	inf.
» 10 » 12 »	2 » »	»	sup.
» 12 » 14 »	2 premières molaires	»	inf.
» 15 » 17 »	2 » »	»	sup.
» 17 » 19 »	2 canines »	»	inf.
» 18 » 20 »	2 » »	»	sup.
» 20 » 25 »	2 dernières molaires	»	inf.
» 26 » 32 »	2 » »	»	sup.

Voilà de quelle manière se développe le plus ordinairement la première dentition, mais nous le repétons, cette marche n'est pas toujours invariable.

Ce n'est donc qu'à l'âge de deux ans et demi à trois ans et demi que l'enfant doit avoir toutes ses dents temporaires, dix à la mâchoire supérieure, dix à la mâchoire inférieure (pl. 3, fig. 1).

(*Règle invariable de la nature.*)

Des Hochets.

L'usage inconsidéré des hochets ou tout autre corps dur, que l'on fait mâcher aux enfants, pour ramollir les gencives est un moyen nul et toujours fâcheux.

Les hochets en irritant les gencives, les durcissent par un frottement continuel, les rendent comme calleuses ; et loin de diminuer, par leur emploi, les accidents que l'on voulait prévenir, on les augmente d'une manière sensible. Ces parties se trouvent alors plus irritées, le système nerveux participe au mal local, et il se développe des maladies d'autant plus communes à cette époque que l'enfant est plus ou moins âgé.

Quoiqu'il en soit, comme à mesure que la dentition s'effectue, l'enfant éprouve un malaise et désire mordre quelque chose, on peut substituer aux corps durs dont nous venons de parler, une croûte de pain, une racine de guimauve, ou tout autre substance qui en relâchant et ramollissant les tissus des gencives en diminue l'irritation.

Ce hochet que l'on se procure aisément, n'a aucun des inconvénients que présentent ordinairement ceux qui sont faits avec des corps durs.

Deuxième Dentition.

Avec le tableau suivant, l'on pourra saisir d'un seul coup d'œil les diverses époques où se montrent les dents de deuxième dentition.

Les 4 premières grosses molaires et
les 2 incisives centrales inférieures de 6 à 8 ans.
» 2 » » supérieures de 7 » 9 »
» 4 » latérales » 8 » 10 »
» 4 premières petites molaires » 9 » 11 »
» 4 canines » 10 » 12 »
» 4 deuxièmes petites molaires » 11 » 13 »
» 4 » grosses » » 12 » 14 »

Ce n'est donc qu'à douze ou quatorze ans que la deuxième dentition paraît être achevée.

Enfin de dix-huit à trente et quelquefois plus tard, il pousse quatre dernières grosses molaires, communément appelées *dents de sagesse*.

C'est donc entre l'âge de six à quatorze ans que les parents, ou toute personne à la garde de qui sont confiés les enfants, doivent une surveillance active au changement qui peut s'opérer ; il faudrait que les parents s'imposassent le devoir de mener quelquefois leurs enfants de l'âge de six à quatorze ans, chez un dentiste expérimenté qui leur indiquera les soins et les moyens qu'il y a à apporter pour conserver et avoir de bonnes et belles dents permanentes. Tout dépend des soins que l'on apporte à l'entretien, aux moyens hygiéniques et à la bonne direction de la seconde dentition.

Les accidents que l'on remarque à l'époque de la deuxième dentition, sont moins graves que ceux qui accompagnent la première. La chute des vingt premières dents ou des dents temporaires, s'opère presque toujours sans produire de trouble sensible dans l'économie.

Il y a néanmoins des circonstances dans lesquelles la nature ne se comporte pas toujours bien, telle est celle, par exemple, où les racines des dents temporaires ne se détruisent pas, les dents permanentes se trouvent alors détournées de leur situation naturelle, ce qui occasionne des irrégularités dans l'arcade dentaire qu'il serait toujours facile d'éviter si la tendresse déplacée de certains parents, ne faisait différer trop longtemps l'opération. Ils espèrent en effet de jour en jour que la dent tombera d'elle-même, et ils laissent la dent permanente se dévier à tel point qu'il est difficile de l'arranger.

Il faut donc faire extraire sans retard par un dentiste *instruit, habile, expérimenté* (1), les dents temporaires, pour faire occuper leur place par celle de remplacement.

Cette opération est non-seulement nécessaire pour prévenir les accidents qui pourraient survenir sans cette précaution, mais en quelque sorte elle devient encore indispensable pour obtenir une série régulière des dents permanentes, ce que l'on obtiendra toujours en ayant soin de faire assez de place pour qu'elles puissent se ranger convenablement.

Arrangement des Dents.

L'arrangement des dents peut présenter plusieurs irrégularités. Les unes dépendent seulement de la direction

---

(1) Nous disons: ne faites extraire vos dents que par un dentiste instruit, expérimenté et d'une réputation bien reconnue comme praticien.

C'est de la plus grande imprévoyance de confier votre bouche ou celle de vos enfants pour quelles opération que ce soit, à ces individus qui vont de porte en porte, offrir leurs services et ne vous donnant aucune garantie de savoir quel-

vicieuse des dents, les autres sont l'effet d'un rapport contre nature des arcades dentaires.

Les premières de ces irrégularités sont connues sous le nom d'*obliquité* des dents.

Rarement les dents primitives présentent ces directions vicieuses. Plusieurs causes contribuent à l'obliquité des dents ; tels sont : par exemple le défaut de rapport convenable entre leur volume et l'espace qu'elles doivent occuper, la chute trop tardive de quelques dents primitives, la présence d'une dent quelconque qui rétrécit l'espace que devait avoir la dent qui pousse, l'existence d'une dent surnuméraire, les maladies organiques du bord alvéolaire.

Souvent cet accident est annoncé par l'agacement ou l'ébranlement d'une dent voisine, primitive ou secondaire, et leur obliquité influe assez ordinairement sur la position des autres dents, l'arcade dentaire en devient quelquefois difforme et dans certaines circonstances, il en résulte des lésions à la langue et aux joues.

(Par notre système et notre pratique nous remettons les dents déviées ou obliques dans leur position naturelle.)

Maladies des Dents en général.

Parmi les nombreuses maladies qui affectent l'organe dentaire, les uns attaquent les parties dures, les autres intéressent les parties molles ; nous rangeons les maladies

---

conque, le plus souvent ne connaissant pas même leur A. B. C., se qualifiant et se prétendant dentistes. On pourrait plus justement les qualifier de brise-mâchoire, ils peuvent d'un mal vous en léguer un autre plus terrible ; c'est de vous estropier et de vous déformer le visage ou celui de vos enfants.

dentaires dans trois séries ; ainsi nous trouvons dans la première série l'*usure*, la *fraction*, l'*atrophie des dents*, la *décomposition de l'émail*, la *carie des dents*, l'*odontalgie* ou *mal de dents*, la *consomption des racines*, et même leur *exostose*.

La seconde série nous présente : les *maladies de la membrane muqueuse*, l'*inflammation* de la *pulpe dentaire*, sa *fongosité*, son *ossification* et les différentes *névroses dentaires*.

La troisième renferme les maladies relatives à leur connexion, l'*ébranlement*, la *luxation*, la *dénudation des racines*, les *concrétions* qui se forment sur les dents ou *tartre dentaire*, etc.

Pour la plus grande partie, ces maladies proviennent du peu de soin et d'entretien hygiénique de la bouche, de violences quelconques, de l'absence d'une dent correspondante ; quand une dent ne rencontre pas celle qui doit lui correspondre, n'ayant plus de point d'appui, elle sort de son alvéole, quoique saine et propre, s'ébranle, devient sensible, chancelle et finit par tomber (1) ; de la transition du froid au chaud, de l'abus des substances acides, des sucreries, de certaines professions malsaines, des remèdes mercuriels et autres, des contrées malsaines, une constitution débile ou scrofuleuse. Pour certaines familles le mal de dents et héréditaire, etc.

Aussi les dents réclament-elles un grand soin et une grande propreté, c'est un organe du corps humain le plus délaissé de certaines classes de la société et qui demande cependant le plus d'attention et de soin.

---

(1) Il est donc facile de comprendre combien il importe de remplacer les dents manquantes, non-seulement pour aider à l'ornement du visage, à triturer et broyer les aliments, à l'articulation correcte des sons, mais encore pour protéger et conserver l'appareil dentaire dans son état primitif.

Carie dentaire.

De toutes les maladies qui affectent l'organe dentaire, celle qui est la plus fréquente, la plus commune, en même temps la plus grave, dont peu de personnes, même dans la jeunesse et avec la meilleure santé ne sont tout à fait exemptes, c'est la *carie dentaire* (v. planche 2); abandonnée à elle-même elle peut occasionner par ses phénomènes, les douleurs les plus insupportables, et par ses conséquences la destruction d'un certain nombre, ou de la totalité des dents, des complications parfois sérieuses dans la bouche, des troubles des fonctions digestives et de la santé en général.

Cette affection (1) est une altération purement chimique de l'émail et de l'ivoire des dents.

Elle procède constamment de l'extérieur à l'intérieur de l'organe.

Les lésions anatomiques particulières à la carie se succèdent suivant trois périodes régulières de la maladie, en lésions de l'émail, lésions de l'ivoire, lésions de la cavité.

L'agent principal de la carie dentaire est la *salive* devenue le milieu de fermentations acides de substances étrangères susceptibles d'altérer directement les tissus de l'ivoire et de l'émail.

Aussitôt que l'on s'aperçoit qu'une dent est attaquée par la carie dentaire, nous conseillons de ne pas différer plus longtemps pour se rendre chez son *dentiste* (2). Après

(1) Magitot (*de la carie dentaire*)
(2) Un préjugé funeste, réside dans cette idée fausse qu'il ne faut aller chez le dentiste que lorsque l'on souffre, ou se faire soigner les dents que lorsque la carie a déjà atteint certaines proportions. C'est là un raisonnement absurde et

l'examen de votre bouche et de vos dents, il vous dira le traitement à suivre et approprié au genre de l'affection constatée, afin de faire disparaître au plus tôt le siège de la maladie et faire obturer la cavité de la dent malade.

Avec une obturation bien faite et conduite avec soin l'on peut encore conserver ses dents de nombreuses années, qui seraient tombées sans cela dans peu de temps, si l'on avait laissé faire des progrès à la carie (1).

On ne saurait trop conseiller aux personnes de ne faire extraire leurs dents qu'à la dernière extrémité. Lorsqu'il n'y aura plus possibilité de les conserver.

Dents non guérissables.

1° Toutes les dents cariées ou racines qui occasionnent successivement des fluxions qui dégénèrent en abcès, empoisonnent la bouche et peuvent occasionner la nécrose du maxillaire, quel que soit l'âge du sujet, sont inguérissables.

2° Toute dent chancelante qui est rejetée hors de son alvéole, pour quelle cause que ce soit, principalement chez les personnes âgées, n'est pas guérissable.

3° Les dents de sagesse ou dernières grosses molaires cariées qui occasionnent des douleurs insupportables, des

---

dangereux. Il est en effet bien évident que l'on agit d'autant plus efficacement sur une dent qui s'altère, lorsque le malade n'éprouve encore aucune forte douleur.

(1) Nous possédons pour toutes les dents de la partie antérieure de la bouche, un *mastic émail* imitant parfaitement la nuance des dents et d'une grande solidité. Pour les petites et grosses molaires, nous conseillons une aurification ou un plombage suivant le cas.

névralgies dentaires sur la face, ou dans la tête. Le meilleur traitement dans tous ces cas, c'est l'extraction.

Du protoxyde d'azote.

Le protoxyde d'azote étant, de nos jours, l'anesthésique le plus employé pour les opérations dentaires, nous croyons qu'il est nécessaire de faire connaître l'avis de MM. Jolyet et Blanche sur ce gaz :

Le protoxyde d'azote peut, à un certain moment, déterminer l'anesthésie, c'est par privation d'oxygène dans le sang, c'est-à-dire par asphyxie (1).

Il n'est pas prudent d'après les recherches faites et les résultats obtenus, d'employer, ou plutôt d'abuser comme on le fait chaque jour, du protoxyde d'azote pour les opérations dentaires (*le plus souvent il sert à cacher la maladresse de l'opérateur.*)

Bien que jusqu'ici un grand nombre de personnes aient supporté l'action du protoxyde d'azote, sans qu'il en soit résulté beaucoup d'accidents sérieux, nous sommes convaincus que cet anesthésique est loin d'être exempt de tout danger, et qu'il vaut mieux ne pas y avoir recours, à moins de circonstances exceptionnelles, pour les opérations dentaires.

Du reste, les cas de mort survenus à la suite de l'administration de cet agent (administration faite cependant dans les conditions les plus convenables), viennent à l'appui de cette opinion (2).

---

(1) Jolyet et Blanche, *Comptes-rendus à l'académie des sciences*, 7 juillet 1873.

(2) *Dental cosmos*, mai 1873. *Médical examiner*, 27 mars 1877. *Méd. Times and. Gazette*, avril 1877, etc., etc.

Entretien hygiénique de la bouche.

L'entretien hygiénique de la bouche (1) comprend les soins destinés à maintenir cette cavité dans un état de propreté parfaite.

Elle se compose : 1° Du nettoyage des dents fait par le dentiste ;

2° Des soins journaliers que l'on se donne soi-même au moyen d'instruments et de dentifrices appropriés.

NETTOYAGE DES DENTS PAR LE DENTISTE

Un préjugé aussi répandu que nuisible consiste à croire que le nettoyage des dents fait par le dentiste enlève l'émail de ces organes et les détériore. Cette croyance est si peu fondée sur l'expression exacte des faits que, à part les avantages de propreté et de santé que cette opération apporte aux dents et aux gencives, il est de notoriété pour tous les hommes de l'art que, non-seulement l'émail n'est pas altéré par nos grattoirs lorsqu'ils sont conduits par une main habile et expérimentée, mais que ceux-ci, au contraire, sont usés et émoussés par cette substance que la lime attaque seule.

Il faut donc, si le dentiste le juge convenable, se faire nettoyer les dents et ne pas craindre que cette opération soit faite trop à fond.

---

(1) Andrieu, *Hygiène de la Bouche.*

Elle est d'ailleurs d'autant plus nécessaire que, si la couche de tartre qui recouvre presque toujours plus ou moins les dents que le dentiste n'a pas nettoyées depuis longtemps est un tant soit peu épaisse ou tenace, les soins journaliers de la bouche perdent de leur efficacité ou même deviennent à peu près inutiles.

Soins journaliers de la bouche.

Dans l'entretien journalier de la bouche il convient d'avoir :

1° Une brosse à dents d'une forme et d'une fermeté de crins convenables ;

2° Un instrument capable de pénétrer sans danger dans les interstices inabordables aux crins de la brosse ;

3° Une préparation dentifrice appropriée.

BROSSE A DENTS

La première qualité d'une brosse à dents bien faite est de pouvoir pénétrer dans toutes les parties de la cavité buccale, dans les sillons qui séparent, en haut et en bas, les arcades dentaires des lèvres et des joues, dans la gouttière qui sépare la langue de l'arcade inférieure, enfin parcourir le palais et principalement les fosses intérieures, extérieures et broyantes des dents.

La deuxième qualité de la brosse à dents, pour rendre tous les services que l'on attend d'elle, est de n'être ni trop dure ni trop tendre : trop dure elle déchausse les dents, irrite et enflamme les gencives ; trop tendre elle ne remplit pas le but que l'on désirait de pouvoir pénétrer dans toutes les parties de la cavité buccale, dans les sillons qui séparent, en haut et en bas des arcades dentaires, pour faire disparaître les concrétions salivaires, le tartre qui peut s'y former, etc.

CURE-DENTS.

Ne se servir que de cure-dents de plume ou de bois. Eviter tous ceux fabriqués d'une substance métallique, tels que l'or, l'argent, l'acier, etc.

PRÉPARATIONS DENTIFRICES.

Il existe un grand nombre de préparations dentifrices désignées sous les noms d'*opiats, poudres, élexirs, eaux*, etc. Quelques-unes sont dangereuses, d'autres sont inoffensives et ne doivent leur réputation qu'à leur goût ou à leur parfum plus ou moins agréables. D'autres, enfin, basées sur la connaissance exacte des maladies de la bouche et de leurs causes, sont douées d'un efficacité incontestable. Nous n'avons pas l'intention de les passer en revue ; notre but est d'indiquer d'après quels princi-pes ces préparations doivent être formulées pour qu'elles soient vraiment salutaires.

Avant tout, elles doivent être *alcalines*, pour neutra-liser l'acidité de la salive et empêcher la production des parasites de la bouche.

Elles doivent aussi être *détersives*, pour faciliter l'éli-mination du tartre et du pus ;

Astringentes et toniques, pour raffermir la muqueuse buccale et particulièrement les gencives ;

Désinfectantes, pour ôter à l'haleine sa fétidité ;

Odorantes enfin, pour laisser dans la bouche un par-fum agréable.

Tous les dentifrices qui possèdent ces propriétés peu-vent être regardés comme réellement bons. Quelques-uns de ceux qui sont répandus dans le commerce sont bien certainement dans ce cas, mais leur formule est incon-nue.

Comment alors ne pas s'exposer à recommander des préparations qui pourraient être nuisibles ! Nous nous sommes donc décidés à faire faire nous-même, sous nos yeux, une eau et une poudre dentifrices que l'on trou-vera toujours à notre cabinet.

Règles pour les soins journaliers
de la bouche.

En résumé, les soins journaliers de la bouche peuvent se réduire aux pratiques suivantes :

Tous les matins pour les personnes qui ont de bonnes

dents, et soir et matin pour celles qui ont les dents délicates ou d'un émail déjà altéré :

1° Se brosser les dents avec une brosse ni trop dure ni trop tendre, préalablement humectée et chargée de poudre dentifrice ; se les frotter dans tous les sens, aussi bien à l'intérieur qu'à l'extérieur, et surtout de bas en haut et de haut en bas, de manière à faire pénétrer les crins de la brosse dans les espaces interdentaires ;

2° Si la brosse ne parvient pas à en chasser certaines substances résistantes qui peuvent s'y loger, avoir recours au cure-dents de plume ou de bois ;

3° Achever de se rincer la bouche avec de l'eau ou avec l'élixir dentifrice, à la dose de quelques gouttes dans un demi-verre d'eau à la température ambiante ;

4° Eviter le chaud et le froid et surtout le passage subit de l'un à l'autre ;

5° Ne jamais couper du fil avec les dents, ne faire aucun effort pour écraser ou casser des corps durs, enfin ne faire aucun effort capable d'ébranler la dent dans son alvéole ou enlever la surface émaillée de la dent.

Pour les enfants, les soins hygiéniques de la bouche consistent dans le nettoyage des dents fait le matin avec une brosse à dents humectée d'eau ou d'élixir dentifrice largement étendu d'eau. Ce n'est que peu à peu et à mesure qu'ils avancent en âge, que l'emploi de la poudre doit leur être permis.

Quant aux personnes qui portent des fausses dents,

il faut qu'elles soient d'une propreté plus minutieuse encore.

Elles ne doivent pas se contenter des soins indiqués plus haut pour leurs dents restantes; il convient encore qu'elles fassent à la main, le soir ou le matin, le nettoyage et le lavage de leur appareil.

Le nettoyage se fait à l'aide d'une brosse à dents et de la poudre dentifrice, et le lavage, avec de l'eau additionnée d'élixir dentifrice.

PROTHÈSE DENTAIRE

Les dents contribuent à la beauté (1) du visage et à l'expression de la physionomie (v. pl. 4, fig. 1 et 2), à l'articulation correcte des sons, et par une grande facilité de mastication, à la santé de tout l'organisme ; il n'est donc pas surprenant que leur perte soit considérée comme une sérieuse affliction, et que l'art soit appelé à remplacer cette perte par des dents artificielles.

En effet, la tendance des dents humaines à la carie est si grande et les moyens de les en préserver sont si négligés, que peu de personnes, même aujourd'hui, atteignent l'âge adulte sans avoir perdu un ou plusieurs de ces organes pourtant si utiles. Heureusement pour l'humanité souffrante, on peut maintenant les remplacer par des dents artificielles, tellement semblables aux organes naturels que, parfois, à un premier examen, des praticiens y sont trompés.

Bien qu'il existe dans les œuvres de la nature une perfection que l'art ne saurait jamais atteindre, on fabrique cependant si bien aujourd'hui les dents artificielles qu'elles peuvent remplir, du moins dans une certaine mesure, les usages auxquels ces organes sont destinés.

Lorsqu'elles sont convenablement posées, on les porte

Chapin, A. Harris, *l'Art du dentiste.*

TABLE

Coupe Longitudinale d'une Dent Canine.

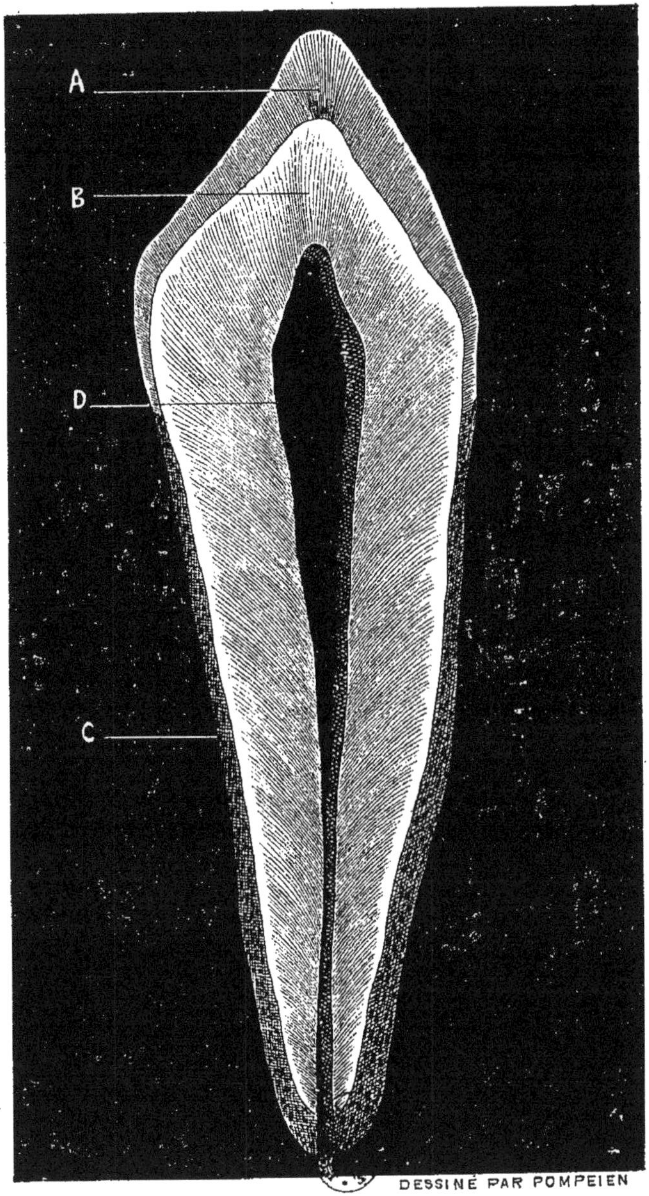

A. Émail. — B. Ivoire. — C. Cement. — D. Cavité dentaire.

LYON, IMP. BLEIN, R. MONTESQUIEU, 45.

FIGURE I

Mâchoire (côté gauche) d'un Enfant de 3 ans,
ayant toutes ses dents temporaires, dites dents de lait, dix à la
mâchoire supérieure, dix à la mâchoire inférieure.

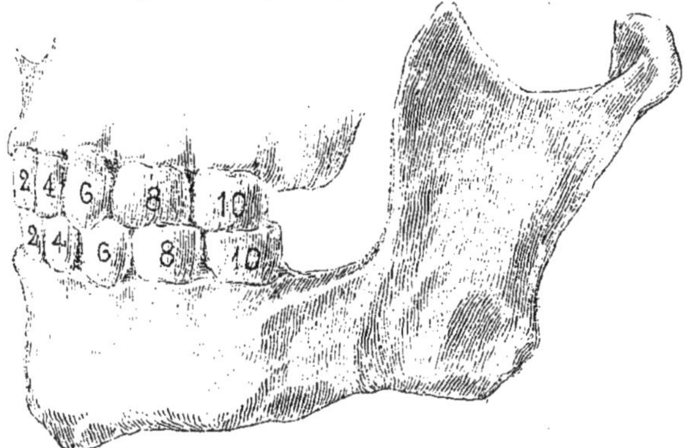

2 Incisives centrales. — 4 Incisives latérales. — 6 Canines. —
8 Premières Molaires. — 10 Deuxièmes Molaires.

FIGURE II

Mâchoire d'Adultes (côté gauche) ayant toutes ces dents permanentes
ou dents d'Adultes. — 16 à la mâchoire supérieure. —
16 à la mâchoire inférieure. — Nerfs maxillaires supérieur et
inférieur et leurs rameaux dentaires.

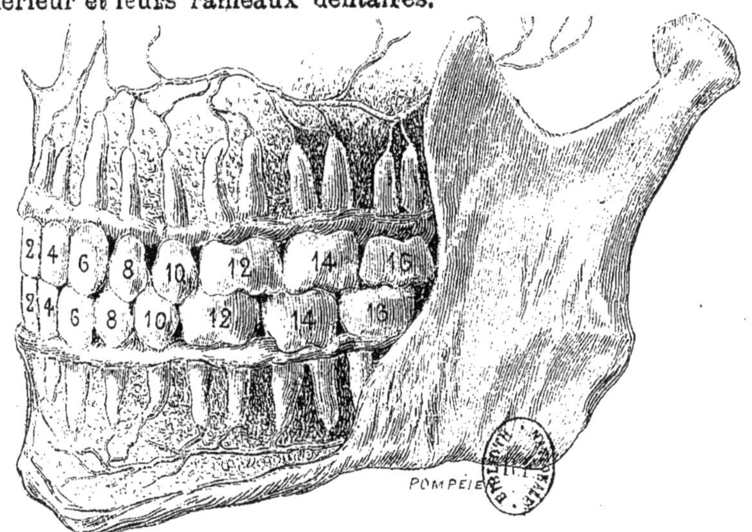

2 Incisives centrales. — 4 Incisives latérales. — 6 Canines. —
8 Premières petites Molaires. — 10 Deuxièmes petites
Molaires. — 12 Premières grosses Molaires. —
14 Deuxièmes grosses Molaires. — 16 Dents de sagesse.

Première grosse Molaire (Mâchoire supérieure).

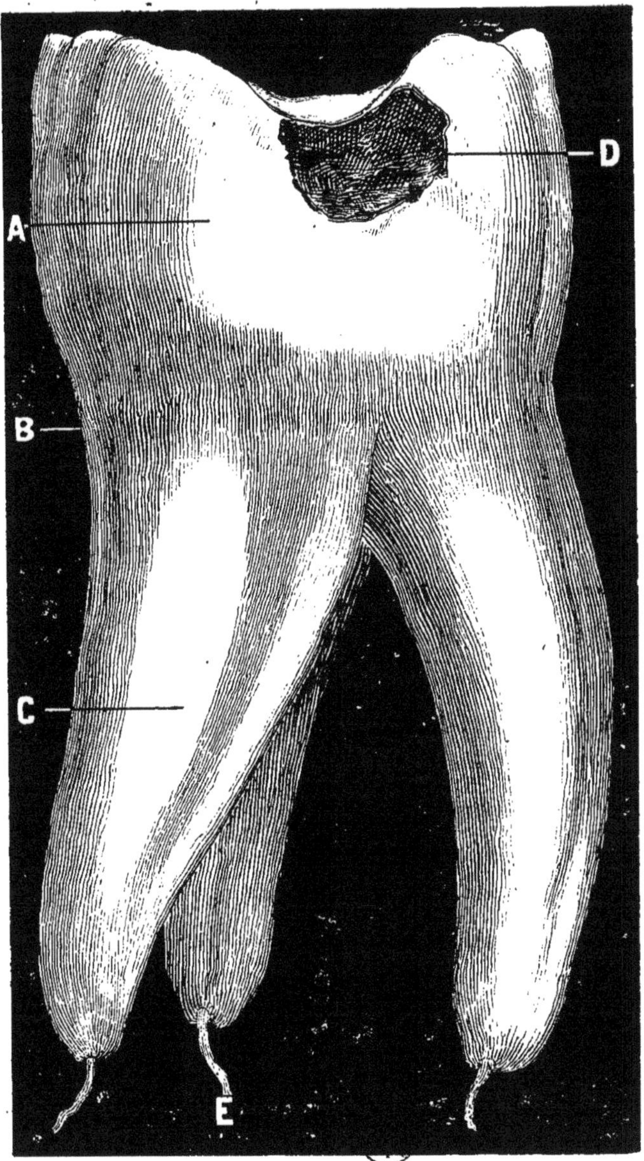

Division Anatomique d'une Dent.
A. *Couronne.* — B. *Collet.* — C. *Racine.*
D. Carie dentaire. — E. Nerf dentaire.

FIGURE I

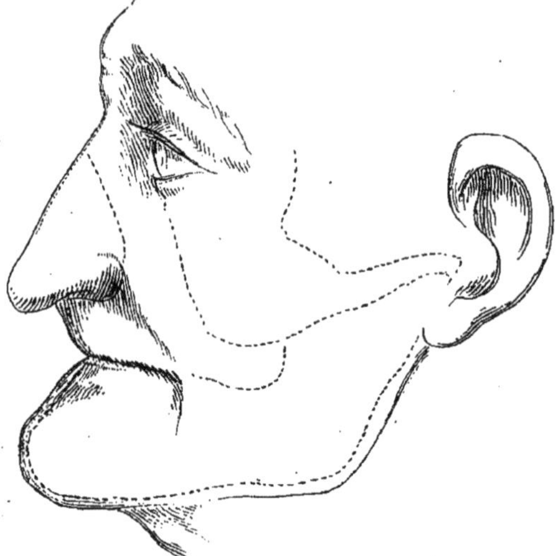

Profil d'une personne sans Dents.

FIGURE II

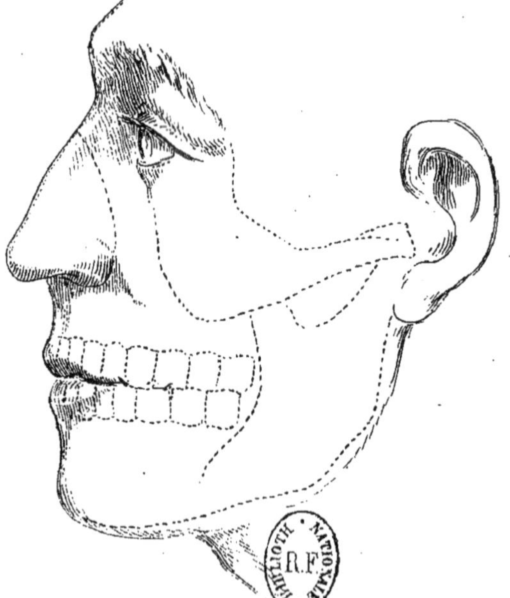

La même avec des Dents.